AF240027

COMITÉ

D'HYGIÈNE ET DE SALUBRITÉ

DU IXᵐᵉ ARRONDISSEMENT

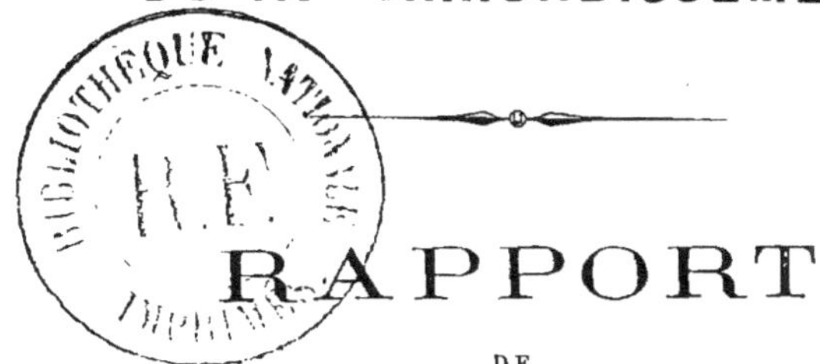

RAPPORT

DE

LA COMMISSION D'ALIMENTATION

Sur les qualités et l'emploi

DE LA VIANDE DE CHEVAL

PIERRE THOMAS

RAPPORTEUR

PARIS

IMPRIMERIE CENTRALE DES CHEMINS DE FER

A. CHAIX ET Cⁱᵉ.

RUE BERGÈRE, 20, PRÈS DU BOULEVARD MONTMARTRE.

1870

COMITÉ D'HYGIÈNE ET DE SALUBRITÉ

DU IXME ARRONDISSEMENT

RAPPORT

DE

LA COMMISSION D'ALIMENTATION

Sur les qualités et l'emploi

DE LA VIANDE DE CHEVAL

Il existe dans le public une grande divergence d'opinions au sujet des qualités de la viande de cheval; laissant de côté les raisons de préjugés ou de dégoût que rien ne justifie, cette diversité provient, selon nous, de deux causes,—d'abord, des grandes différences qui existent entre les diverses natures des viandes offertes à la consommation,—puis de l'inexpérience où chacun se trouve en ce qui concerne les méthodes de préparation culinaire appropriées à cet aliment nouveau.

Pour ce qui est de la différence considérable de qualité entre tel ou tel animal mis en vente, tout le monde peut la constater sans étude préalable, en allant jeter un coup d'œil sur les étaux et revenderies de la halle; depuis la viande noire et répandant un fumet exagéré jusqu'à celle d'une couleur rosée rappelant l'aspect et l'odeur de la meilleure viande de boucherie; depuis les morceaux secs et maigres jusqu'à ceux persillés de filets graisseux comme le bœuf anglais, tous les degrés s'y rencontrent, et cela se conçoit de reste, puisque de tous les animaux abattus et mis en vente pour un besoin immédiat et forcé, aucun n'a été élevé ni même préparé par un certain temps de repos et d'un régime approprié en vue de l'alimentation.

Il est certain que si inopinément on venait, dans un pays où les animaux de race bovine sont employés au travail, à abattre tous ces animaux pour la boucherie, et encore en choisissant, comme nous le faisons ici pour les chevaux, ceux qui rendent le moins de services actuels, bien des gens à qui écherrait un morceau de taureau ou de vache hors d'âge, pourraient déclarer que le bœuf donne une viande détestable.

En temps ordinaire, il faudrait évidemment exclure du marché les chevaux entiers et exiger que tout cheval, avant d'être livré aux bouchers, eût été *refait* pendant quelque temps.

Mais ce n'est pas le moment de chercher à provoquer des mesures de ce genre; il faut prendre ce que l'on a, et voir à en tirer le meilleur parti possible.

A ceux qui peuvent choisir, nous dirons : évitez la viande trop foncée en couleur ou qui exhale un fort parfum de venaison; le bon morceau doit se rapprocher de la couleur du bœuf et même être un peu plus clair (ce qui est une marque de jeunesse), son odeur doit rappeler presque exactement celle du porc; ne recherchez pas une viande trop grasse; le cheval ne retient pas sa graisse pendant la cuisson, et la viande grasse une fois cuite devient *creuse*, — inconvénient grave pour la broche et le pot-au-feu (ce défaut s'amoindrit, il est vrai, dans les autres méthodes de préparation, mais il subsiste).

Pour ceux qui, par raison d'économie ou autre seront forcés de consommer les qualités inférieures, il est certain qu'ils seront exposés à manger parfois de mauvaise viande, surtout s'ils veulent la traiter de la même façon que des morceaux analogues du bœuf.

Les conditions de bonne préparation de la viande de cheval dériveront des observations suivantes :

1º Le cheval donne une viande noire par excellence et qui se rapproche tout à fait, par sa structure, son fumet et sa consistance, de celle du cerf ; c'est, en un mot, une véritable *venaison* à fibres un peu lâches et ondulées ; sa contexture en quelque sorte spongieuse lui donne, quand la viande est récemment tuée, une sorte d'élasticité désagréable sous la dent ;

2º Il contient peu de jus et l'abandonne très-rapidement à la moindre cuisson ; soit que ce jus soit fort pauvre en albumine, soit en raison de sa petite quantité (la question de la dose d'albumine est à vérifier par une analyse dont le résultat sera communiqué au comité), il est difficile d'obtenir, sans grandes précautions, un bouillon clair ;

3º Sa graisse est presque en entier constituée par de l'oléine (graisse liquide ou huile), à peine laisse-t-elle déposer, selon les morceaux, de 10 à 20 0/0 de graisse concrète à 15 degrés de température ; en raison de cette fluidité, elle sort de la viande à la moindre chaleur en même temps que le jus, de sorte qu'un morceau de cheval mis au pot-au-feu à la manière ordinaire ne représente plus, après cuisson, qu'une masse de fibres dépourvue de toute saveur ;

4° Enfin, la viande de certains chevaux (probablement les entiers) possède un fumet exagéré.

Notons ici que la graisse de cheval est d'une finesse et d'une légèreté extrêmes ; elle n'a d'odeur qu'un léger parfum qui rappelle celui du saindoux, et remplace dans la cuisine avantageusement toutes les graisses employées ; elle peut même servir comme huile dans les salades ou vinaigrettes en raison de sa fluidité ; c'est la meilleure graisse à friture que j'aie jamais expérimentée.

De ce qui précède on peut conclure que (au point de vue d'une bonne cuisine) la viande de cheval ne doit pas être destinée à être bouillie ;

Que pour la broche ou le gril, il est nécessaire, plus que pour toute autre viande, de *l'attendre* quelques jours et même de la mariner ; elle supporte la marinade comme le gros gibier, mieux et plus longtemps que le bœuf ;

Que sa meilleure préparation consiste à la cuire dans son jus, sous forme soit de *cheval à la mode*, soit de daube ou de pâté ; ces derniers valent ceux de venaison ;

Que, dans tous les cas, la méthode de cuisson doit consister à *saisir* la viande pour lui permettre de conserver son jus et sa graisse à l'intérieur. Ainsi, on pourrait arriver à en faire un bon morceau de bouilli, à la condition contraire aux méthodes ordinaires, de plonger la viande dans l'eau bouillante et de la cuire rapidement; il est vrai qu'alors le bouillon n'existera pas.

Maintenant, comme dans nos habitudes le bouillon est nécessaire, on pourra toujours en faire de fort bon avec le cheval, à la condition de ne pas compter sur le bouilli lui-même; la manière de le préparer restant la même que s'il s'agissait de bœuf, avec la précaution de fortement surveiller l'écume et de ne pas attendre pour l'enlever entièrement avant toute ébullition; car elle a une grande tendance à retomber; pour être sûr d'avoir un bouillon clair et de bonne apparence avec quelque morceau que ce soit, on peut prendre la précaution d'ajouter au pot-au-feu un quart ou un cinquième de débris de bœuf (la plus basse viande sera bonne pour cet usage).

Dans les fourneaux économiques, si l'on a quelque difficulté à obtenir un bouillon limpide, on pourra délayer dans l'eau froide, avant d'y mettre la viande, soit du blanc d'œuf (un blanc pour 10 à 15 litres), soit environ 1/2 0/0 d'albumine sèche, — l'ébullition donnera alors une écume ferme et facile à enlever.

En restituant à la viande bouillie la graisse et la saveur qui lui manquent, on en fera des ragoûts fort mangeables, au moyen de la graisse de cheval elle-même et de l'emploi de quelques légumes de haut-goût, tels qu'oignons, tomates, céleri ou autres.

Nous joignons à ce rapport quelques recettes que nous devons à l'obligeance de M. Decroix, passé maître en matière d'hippophagie, et que nous n'aurions pas pu mieux rédiger; nous ferons cependant une réserve à propos du hachis de cheval bouilli qui, selon nous, peut parfaitement se passer de chair à saucisse, en l'assaisonnant de graisse de cheval et y incorporant une purée de pommes de terre parfumée de persil haché et d'un peu d'oignon préalablement revenu dans la graisse.

N. B. Pour enlever le goût un peu exagéré que, possède la viande de certains chevaux, un moyen simple et certain est le suivant :

Plonger le morceau dans l'eau bouillante, lui faire jeter un un ou deux bouillons, puis éteindre dans l'eau un charbon ardent que l'on laissera quelques minutes sous la surface; la viande retirée sera dépouillée de tout fumet.

I.

La viande d'un animal qui vient d'être abattu est toujours plus dure que si elle a été un peu *attendue ;* la différence est plus importante peut-être pour le cheval que pour tout autre.

Un moyen de rendre la chair beaucoup plus tendre, est d'abattre l'animal, de le saigner et de le laisser complétement refroidir avant de le dépouiller; douze heures d'intervalle ne seraient pas trop.

Les chevaux livrés à la boucherie, étant ordinairement plus âgés que les *trop jeunes* bœufs consommés à Paris, donnent une chair qui doit cuire plus longtemps.

II.

Graisse de cheval.

La graisse de cheval remplace très-avantageusement le beurre et l'huile à manger ; voici la manière de la préparer :

Achetez un kilogramme de graisse brute, coupez en morceaux, placez dans une marmite avec un demi-verre d'eau, faites fondre à feu doux ou au bain-marie, passez à travers un linge et laissez refroidir. Une partie se précipite, c'est la graisse ; l'autre surnage, c'est l'huile ; la séparation est plus complète par une filtration à travers le papier à filtre.

III.

Pot-au-feu de cheval.

Dans un but d'économie bien entendue, on doit faire le pot-au-feu avec ce qu'on appelle les *bas morceaux* (plats de côtes, collier, gîtes, etc.), réservant les morceaux de choix pour les autres mets.

Prenez un kilogramme de viande de deuxième catégorie, mettez dans trois litres d'eau, placez sur un feu très-modéré (moins de feu que pour le bœuf), enlevez l'écume à mesure qu'elle monte, sans attendre qu'elle soit rassemblée, et écumez plutôt avec la cuiller qu'avec l'écumoire, pour enlever en même temps l'excès de graisse ; quand l'écume ne monte plus, faites *partir* votre pot-au-feu en augmentant un peu le feu ; continuez comme pour le pot-au-feu de bœuf, quant à la salaison, aux légumes à ajouter, etc. (1).

Si l'on tient à obtenir un bon bouillon plutôt qu'un bon bouilli, il faut employer de la viande fraîche ; dans le cas contraire, où l'on désire manger un bon bouilli au naturel, prenez de la viande reposée et de la première catégorie ; faites-la saisir par l'eau bouillante et cuire rapidement.

Par l'ébullition ménagée du pot-au-feu, la viande de cheval perd beaucoup plus de poids que toute autre (jusqu'à un tiers de son poids total).

IV.

Emploi du bouilli.

Au naturel, le bouilli de cheval est peu mangeable ; pour en tirer parti, on l'accommodera soit en miroton ou au gratin, à la manière du bœuf ; soit en vinaigrette, dans laquelle on peut parfaitement remplacer l'huile d'olive ou autre par celle de cheval, qui est d'un excellent goût. Voici une bonne recette de miroton :

Mélangez à quelques cuillerées de bouillon du persil, de la ciboule, de l'ail, le tout haché ; ajoutez sel et poivre ; placez sur le fond d'un plat qui aille au feu votre

---

(1) Si vous avez eu la possibilité d'ajouter au cheval quelques débris de viande de bœuf, les grandes précautions relatives à l'écume sont superflues ; mieux encore, si vous avez ajouté un peu d'albumine à l'eau froide.

bouilli coupé en morceaux; recouvrez la viande avec l'assaisonnement ci-dessus, couvrez et faites bouillir à petit feu pendant une demi-heure.

V.

Recettes diverses (1).

HORSESTEEAKS.—Prenez un morceau de filet, enlevez les nerfs, coupez en tranches de l'épaisseur du pouce et battez-les; faites mariner dans l'huile de cheval ou dans du beurre fondu, si vous en avez; placez sur un feu vif, retournez quand ils sont cuits, mettez dessus gros comme une noix de graisse de cheval maniée avec des fines herbes, du sel, du poivre, du jus de citron et servez cuits ou saignants, au goût du consommateur.

Le RÔTI DE CHEVAL. — C'est un plat de luxe qui se prépare avec des morceaux de choix — filet ou au moins faux-filet, — absolument comme s'il s'agissait du rôti de bœuf.

Le CIVET DE CHEVAL. — Se prépare avec du filet, dans une sauce semblable à celle du filet de lièvre. (Graisse de cheval au lieu de beurre.)

Pour les mets de luxe, on peut faire mariner dans l'huile, le vinaigre, le vin blanc, le madère, etc., pendant trois ou quatre jours.

---

(1) Pour le hachis, que M. Decroix déconseille à cause de la chair à sausisse qu'il y croit nécessaire, voir notre observation, page 7.

La langue, le foie, la cervelle, le cœur de cheval s'emploient comme ceux de bœuf. Il n'y a pas de différence nutritive et gustative appréciable entre les uns et les autres.

Les reins ont souvent un goût d'urine; on ne doit employer que la couche extérieure. Même assaisonnement que pour les reins de bœuf.

CHEVAL A LA MODE.—Piquez au lard (si cela se peut) un morceau de première catégorie un peu *reposé;* d'autre part, faites roussir une cuillerée de farine dans de la graisse de cheval; mettez la viande, que vous tournez et retournez pour la faire bien *revenir;* ensuite, mettez quelques cuillerées de bouillon; faites cuire à petit feu. Après deux ou trois heures de cuisson, ajouez : carottes, petits oignons, poivre, sel, bouquet garni; faites encore cuire deux ou trois heures et servez.

HARICOT DE CHEVAL. — Coupez en morceaux du plat de côtes ou du *pis* (parties inférieures de la poitrine et de l'estomac), faites *revenir* dans de la graisse de cheval ou du lard, si vous en avez; mettez de la farine; faites roussir, ajoutez un peu de bouillon, assaisonnez, — sel, poivre, ail, oignon, bouquet garni; — faites cuire à petit feu pendant deux ou trois heures, ajoutez pommes de terre et navets, et continuez à faire bouillir jusqu'à cuisson de ces légumes et de la viande.

IMP. CENTRALE DES CHEMINS DE FER. — A. CHAIX ET Cⁱᵉ, RUE BERGÈRE, 20, A PARIS. — 14366-0.